Gourmet Freunde

Essen & Lunch to go: Meal Prep Rezepte für das Büro und unterwegs. Das perfekte Rezeptbuch für Gesundheitsbewusste, Faule und Berufstätige! Inklusive Rezepte für Lunch im Glas, Lunchbox und die Bentobox.

Haftungsausschluss

Die Inhalte dieses Buches wurden mit größter Sorgfalt erstellt. Für die Richtigkeit, Vollständigkeit und Aktualität der Inhalte kann jedoch keine Gewähr übernommen werden. Der Inhalt des Buches repräsentiert die persönliche Erfahrung und Meinung des Autors und dient nur dem Unterhaltungszweck. Der Inhalt sollte nicht mit medizinischer Hilfe verwechselt werden. Es wird keine juristische Verantwortung oder Haftung für Schäden übernommen, die durch kontraproduktive Ausübung oder durch Fehler des Lesers entstehen. Es kann auch keine Garantie auf Erfolg übernommen werden. Der Autor übernimmt daher keine Verantwortung für das Nicht-Erreichen der im Buch beschriebenen Ziele. Dieses Buch enthält Links zu externen Webseiten Dritter, auf deren Inhalte wir keinen Einfluss haben. Deshalb können wir für diese fremden Inhalte auch keine Gewähr übernehmen. Für die Inhalte der verlinkten Seiten ist stets der jeweilige Anbieter oder Betreiber der Seiten verantwortlich. Die verlinkten Seiten wurden zum Zeitpunkt der Verlinkung auf mögliche Rechtsverstöße überprüft. Rechtswidrige Inhalte waren zum Zeitpunkt der Verlinkung nicht erkennbar. Eine permanente inhaltliche Kontrolle der verlinkten Seiten ist jedoch ohne konkrete Anhaltspunkte einer Rechtsverletzung nicht zumutbar. Bei Bekanntwerden von Rechtsverletzungen werden wir derartige Links umgehend entfernen.

Essen & Lunch to go:
Meal Prep Rezepte für das Büro und unterwegs.
Das perfekte Rezeptbuch für Gesundheitsbewusste, Faule und Berufstätige!
Inklusive Rezepte für Lunch im Glas, Lunchbox und die Bentobox

Inhaltsverzeichnis

Vorwort

Liebe Freunde des guten Geschmacks,

in Zeiten immer größerer Hektik und Stress im Alltag ist es umso wichtiger, auf seine Ernährung zu achten. Wer kennt es nicht? Morgens beim Bäcker einen Cafe to go und ein Schokocroissant mitgenommen, in der Mittagspause bei einem Schnellimbiss am Stehtisch die Currywurst mit Pommes reingeschoben und auf dem Heimweg noch bei einer Dönerbude oder in einem Schnellrestaurant das Abendessen eingepackt. Nicht immer muss ein voller Arbeitstag so aussehen. Aber selbst der etwas gesündere und dennoch überteuerte Mittagstisch im Restaurant nebenan oder in der Kantine sollten nicht das kulinarische Highlight eines Tages darstellen.

Es gibt ganz tolle Möglichkeiten wie Du auf eine gesunde, leckere und preiswerte Ernährung achten kannst, obwohl Du den ganzen Tag unterwegs bist. Am Anfang wird es zwar nicht so leicht sein, die notwendige Disziplin aufzubringen, aber die Erfolgserlebnisse sind vorprogrammiert! Mit neuer Energie werden auch die Freude und der Spaß bei der Umsetzung von „Essen to go“ immer größer.

Die Grundvoraussetzung für ein erfolgreiches „Essen to go“ sind die Verpackungen und die Transportmittel der Mahlzeiten. Ohne die Basics zu Hause zu haben ist es natürlich schwer, das Essen mit gutem Gewissen beispielsweise in die Tasche mit beruflichen Unterlagen zu packen.

Wir möchten dir mit diesem Buch einige Anregungen und Inspirationen liefern, damit du voller Tatendrang beginnen kannst!

Viel Spaß mit den Rezepten und bei der Umsetzung im Alltag!

Deine

Gourmet Freunde

Essen & Lunch to go – Die Basics

Was ist Meal Prep?

Meal Prep ist ein Prinzip, das es eigentlich schon immer gibt. Doch im Gegensatz zu früher hat es nun einen trendigen Namen. Die Idee dahinter ist simpel: Anstatt ständig einzukaufen, die Lebensmittel dann zu lagern und sie erst bei Bedarf zu verarbeiten, wird hierbei ein Mal eingekauft und alles sofort verarbeitet. Es wird für einen gewissen Zeitraum, wie beispielsweise eine Arbeitswoche, vorgekocht. Die fertigen Mahlzeiten werden dann in Dosen, Einmachgläsern und anderen Behältnissen aufbewahrt und auf diese Weise bis zum Verzehr frisch gehalten. Meal Prep eignet sich grundsätzlich für jede Mahlzeit. Wenn Du dir also gerne dein Frühstück für die ganze Woche vorbereiten möchtest, ist auch das möglich.

Warum Meal Prep?

Die Vorteile von Meal Prep liegen auf der Hand. In erster Linie sparst Du Dir mit diesem Prinzip jede Menge Zeit. Durch das gleichzeitige Kochen von mehreren Gerichten, kannst Du gleiche Produkte auch gleichzeitig und in einem Arbeitsgang verarbeiten. Wenn Du zum Beispiel Reis für mehrere Gerichte benötigst, kochst Du ihn in größeren Mengen nur ein Mal. Ganz banal sparst Du dir außerdem Zeit, weil Du den Herd, deine Arbeitswerkzeuge und das Geschirr nur ein Mal benutzt und es so natürlich auch nur ein Mal reinigen und wegräumen musst. Es ist also ein echter Vorteil, auch für Koch- bzw. Küchenmuffel.

Außerdem ersparst Du Dir mit Meal Prep auch die häufig konsumierten Fertigprodukte und isst automatisch viel gesünder. Nach der Arbeit oder Uni hat man einfach selten die Energie und die Lust zu kochen und schiebt stattdessen eine Pizza in den Ofen. Mit Meal Prep wartet auch an stressigen Tagen ein gesundes und leckeres Gericht in Deinem Kühlschrank, dass ganz nebenbei auch eine begrenzte Portionsgröße hat. Meal Prep macht dich also gesünder und vielleicht sogar schlanker, weil es verhindert, dass Du Dir enorme Mengen oder das falsche Essen gönnst.

Mit Meal Prep kannst Du fast wie von selbst auch Geld sparen. Da Du nun weniger oft einkaufen gehst, landen keine unnötigen Spontankäufe mehr in Deinem Korb. Außerdem kaufst Du durch die genaue Planung nicht mehr zu viel von den nötigen Lebensmitteln ein, die Du ansonsten wegschmeißt, weil Du es nicht geschafft hast, sie während ihrer Haltbarkeit zu verzehren. Außerdem kannst Du mit Meal Prep die teuren Mahlzeiten aus der Kantine ersetzen, was bekanntermaßen eine Menge Geld sparen kann.

Mit Meal Prep kannst Du nun auch Mahlzeiten mit ungewöhnlicheren Zutaten kochen. Wenn Du Dir dazu mehrere Rezepte heraussuchst, die diese Zutat enthalten, lohnt sich ihr Kauf.

Du wirst die neue Ordnung in deinem Kühlschrank lieben. Da Du nun die meisten Mahlzeiten in Dosen oder anderen Behältnissen aufbewahrst, sparst Du sehr viel Platz und hast all deine Portionen übersichtlich parat.

Welche Lebensmittel eignen sich für Meal Prep?

Natürlich eignen sich nicht alle Lebensmittel für dieses Prinzip, doch dafür einige umso mehr. Welche Zutaten Du bedenkenlos verarbeiten kannst, zeigen wir Dir hier:

1. Gemüse

Es sollte einer der Hauptbestandteile deiner Meal Prep Mahlzeiten sein. Versuche, die Sorten regelmäßig zu variieren und verwende möglichst oft Gemüse, das gerade Saison hat. Besonders geeignet sind zum Beispiel:

- Karotten
- Tomaten
- Paprika
- Brokkoli
- Zucchini
- Aubergine
- Kürbis
- Zwiebeln
- Knoblauch

2. Ballaststoffe

Um auch beim Meal Prep eine ausgewogene Mahlzeit mit allen Nährstoffen zu erhalten, die Dein Körper benötigt, sollte eine Stärkebeilage natürlich nicht fehlen. Ein wichtiger Nebeneffekt ist hierbei natürlich auch, dass diese Beilage für ein lang anhaltendes Sättigungsgefühl sorgt. Geeignet sind hier zum Beispiel:

- Haferflocken
- Reis
- Kartoffeln
- Nudeln
- Süßkartoffeln
- Quinoa
- Bulgur
- Couscous
- Nüsse

3. Eiweiße

Auch Eiweißlieferanten dürfen in einer vollwertigen Mahlzeit natürlich nicht fehlen. Du kannst dazu beispielsweise folgende Lebensmittel verwenden:

- Fisch
- Fleisch
- Eier
- Quark
- Joghurt
- Tofu
- Hülsenfrüchte

4. Dips und Saucen

Was wäre eine Mahlzeit ohne Dips oder Saucen. Sie werden auch beim Meal Prep benötigt, um den besonderen Geschmack aus den Lebensmitteln heraus zu kitzeln und die nötige Würze auf unsere Geschmacksknospen zu bringen. Benutzen kannst Du dafür beispielsweise:

- Kräuterquark
- Pesto
- Tomatensauce
- Guacamole
- Würzmischungen

- Senf
- Sojasauce
- Erdnussbutter
- Diverse Öle

Welche Aufbewahrungsmöglichkeiten gibt es?

Zur Aufbewahrung deiner vorbereiteten Mahlzeiten gibt es eine Auswahl an unterschiedlichen Behältnissen aus ebenfalls unterschiedlichen Materialien. Wir stellen Dir hier einige von ihnen vor:

1. Behälter aus Glas

Behälter aus diesem Material sind vielseitig einsetzbar, da sie sowohl für die Aufbewahrung als auch den Aufwärmvorgang geeignet sind. Sie können in der Mikrowelle und ebenso im Backofen erhitzt werden. Die richtig guten Produkte haben inzwischen sogar Trennwände, damit die einzelnen Zutaten bis zum Verzehr getrennt voneinander aufbewahrt werden können. Der einzige Nachteil daran ist, dass sie nicht bruchsicher sind und dementsprechend vorsichtig transportiert werden müssen.

2. Behälter aus Kunststoff

Hierbei kommt es auf die eigenen Ansprüche an. Einfachere Produkte eignen sich lediglich für den Transport, aber nicht zum Aufwärmen. Andere können in die Mikrowelle und in die Spülmaschine und haben teilweise sogar einzelne Abschnitte zur getrennten Aufbewahrung der einzelnen Zutaten. Der große Vorteil an diesen Behältern ist, dass sie bruchsicher und leicht sind und sich damit besonders gut für den Transport eignen.

3. Behälter aus Naturstoffen

Es gibt inzwischen eine Vielzahl an Behältern aus Naturmaterialien, wie beispielsweise Weizengras oder Bambus. Sie sind zwar nicht immer für das Aufwärmen von Speisen geeignet, aber dafür umweltbewusst und leicht zu transportieren.

4. Behälter aus Metall

Behälter aus Metall sind zwar bruchsicher, aber nicht geeignet, um Mahlzeiten aufzuwärmen. Doch es gibt inzwischen eine große Vielfalt an Metallbehältern, die eine Warmhaltefunktion besitzen.

Tipps für ein gelungenes Meal Prep

Mit etwas Übung wird es Dir schon nach kurzer Zeit gelingen, auch mit Meal Prep abwechslungsreich zu speisen. Damit Du auch ein bisschen Spaß mit diesem neuen Prinzip hast, solltest Du folgende Tipps beachten.

1. Die Vorbereitung

Eine gute Vorbereitung ist schon der halbe Weg zum erfolgreichen Meal Prep. Dazu zählt nicht nur die genaue Auswahl an Rezepten sondern auch der strukturierte Einkauf, am besten mit einer sorgfältig geschriebenen Einkaufslisten, damit am Ende auch alle Zutaten vorrätig sind, die Du für Deinen Kochvorgang benötigst. Außerdem benötigst Du natürlich einen ausreichenden Vorrat an Behältnissen, in denen Du deine Mahlzeiten nach dem Kochen aufbewahren kannst.

2. Hab Spaß am Kochen

Mit einer guten Planung und einem gelungenen Einkauf ist die Voraussetzung für den Spaß am Kochen eigentlich schon gegeben. Wenn Du die Rezepte nun nachkochst, genieße den ganzen Vorgang. Erlebe die Lebensmittel, die Du benutzt, indem Du ihre Aromen aufnimmst und Du so schon die Vorfreude auf das gelungene Essen weckst. Vielleicht kocht ihr auch einfach zu zweit. Das macht bekanntermaßen viel mehr Spaß und auch Dein Partner oder Deine Partnerin macht vielleicht mit bei deinem Meal Prep?

3. Vorfreude ist die schönste Freude!

Egal, ob Du die Mahlzeiten nun mittags im Büro oder abends zu Hause zu dir nehmen möchtest, Du kannst dich in jedem Fall schon vorher darauf freuen, sie zu verspeisen. Mit Deinen vorgekochten Mahlzeiten tust Du Dir nicht nur geschmacklich etwas Gutes sondern auch dein Körper und deine Gesundheit werden es Dir danken!

Rezepte

Mit unseren Rezepten bist Du für deinen Start mit Meal Prep bestens gerüstet.

Frühstücksideen

Eine ausgewogene Mahlzeit am Morgen ist wichtig für einen guten Start in den Tag. Lass dich von unseren Rezepten für ein gesundes und vollwertiges Frühstück inspirieren.

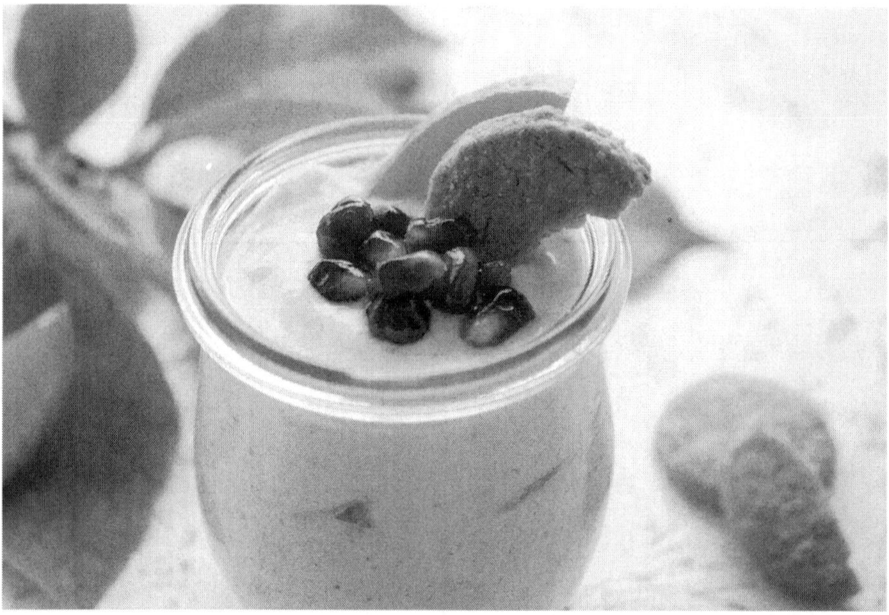

Mango-Joghurt- Müsli mit Amaranth

Wer es morgens ein wenig exotisch mag, wird unser Mango-Porridge lieben.

Zutaten für eine Portion:

½ reife Mango

1 EL Haferflocken

1 EL Amaranth (gepufft)

½ Apfel, gerieben

100 g Joghurt, natur

1 EL Chiasamen

½ EL Ahornsirup

Zubereitung:

1. Die Mango halbieren und eine Hälfte schälen.
2. Das Fruchtfleisch vom Kern lösen, klein schneiden und in eine Schale geben.
3. Haferflocken und Amaranth hinzufügen und alles gut miteinander vermengen.
4. Den Apfel abwaschen und halbieren.
5. Die Hälfte des Apfels fein raspeln, dabei das Kerngehäuse aussparen.
6. Den Joghurt mit Ahornsirup und Chiasamen vermischen.
7. Den Joghurt und die Fruchtmischung in einen Behälter mit Trennwand füllen und kaltstellen.
8. Die Fruchtmischung erst 15 Minuten vor dem Verzehr abwechselnd mit dem Joghurt schichten.

Exotisches Kokosmüsli mit Kiwis

Auch mit diesem Müsli bringst Du schon zum Frühstück etwas Exotik in Deinen Tag.

Zutaten für eine Portion:

2 Kiwis

1 EL Haferflocken

1 EL Amaranth, gepufft

100 g Joghurt, natur

½ EL Chiasamen

½ EL Ahornsirup

1 EL Kokosraspeln

Zubereitung:

1. Die Kiwis schälen und in gleich große Würfel schneiden.
2. Haferflocken, Chiasamen und Amaranth in etwas Wasser einweichen und alles gut verrühren.
3. Die Kiwis, den Joghurt und die Flockenmischung in einem Behälter mit 3 abgetrennten Bereichen kaltstellen.
4. 15 Minuten vor dem Verzehr wird die Flockenmischung mit dem Joghurt verrührt und dann abwechselnd mit den Kiwis geschichtet.
5. Als Topping werden die Kokosraspeln auf das Müsli geschichtet.

Chia-Schoko-Glück

Dieses Frühstück schmeckt nicht nur super lecker sondern macht mit seinem Kakaoanteil auch gleich ein wenig glücklicher.

Zutaten für eine Portion:

1 EL Chiasamen

1 Messerspitze Vanille

1 Messerspitze Zimt

100 ml Mandelmilch

2 EL Naturjoghurt

65 g Himbeeren

½ TL Kakao, ungezuckert

1 TL Ahornsirup

Zubereitung:

1. Die Chiasamen in eine Schale geben, mit der Mandelmilch verrühren und etwa 15 Minuten quellen lassen.
2. Dann die Vanille und den Zimt mit unterrühren und erneut 5 Minuten ziehen lassen.
3. Den Joghurt mit dem Kakao und dem Ahornsirup verrühren.
4. Die Chiamischung in einen Glasbehälter füllen.
5. Den Schokojoghurt darüber geben.
6. Mit den Beeren toppen.

Overnight Oats mit Bananen und Schoki

Dass das Aroma von Bananen und Schokolade eine tolle Mischung ergibt, ist jedem bekannt. In diesem Frühstück vereinen sie sich beide auf eine sehr gesunde Art und Weise.

Zutaten für eine Portion:

1 Banane, reif

2 EL Haferflocken

2 TL Chiasamen

2 TL Kakaopulver, ungezuckert

1 TL Ahornsirup

80 ml Mandelmilch

80 ml Wasser

Zubereitung:

1. Die Bananen mit einer Gabel zerdrücken bis sie breiig ist.
2. Das Mus in einen Glasbehälter geben.
3. Die Chiasamen in einer Schale mit dem Wasser vermischen und für etwa 15 Minuten quellen lassen.
4. Dann die Mischung mit der Mandelmilch vermischen.
5. Anschließend die Haferflocken, das Kakaopulver und den Ahornsirup mit einrühren.
6. Mischung mit in den Glasbehälter geben.
7. Alles über Nacht kaltstellen.

Overnight Oats mit Äpfeln und Zimt

Diese Overnight Oats erinnern mit ihrem Apfel-Zimt-Aroma fast an einen weihnachtlichen Kuchen. Trotzdem schmecken sie zu jeder Jahreszeit.

Zutaten für eine Portion:

2 EL Haferflocken

1 Apfel

2 TL Chiasamen

1 Messerspitze Zimt

50 ml Mandelmilch

50 ml Wasser

3 EL Naturjoghurt

1 TL Ahornsirup

Zubereitung:

1. Chiasamen in einer Schale mit den Haferflocken und dem Zimt vermischen.
2. Mischung in einen Glasbehälter füllen.
3. Apfel waschen, in Stücke schneiden und ebenfalls in den Behälter geben.
4. Die Mandelmilch mit dem Wasser, dem Joghurt und dem Ahornsirup verrühren und ebenfalls in den Glasbehälter füllen.
5. Alles gut durchrühren und über Nacht im geschlossenen Behälter im Kühlschrank kaltstellen.

Overnight Oats mit Beeren und extra Proteinen

Wer sich besonders gesund und eiweißreich ernähren möchte, macht mit diesem Frühstück alles richtig.

Zutaten für eine Portion:

2 EL Haferflocken
2 TL Chiasamen
1 EL Proteinpulver
50 ml Mandelmilch
50 ml Wasser
3 EL Joghurt, natur
1 TL Ahornsirup
100 g Beeren nach Wahl

Zubereitung:

1. Die Haferflocken mit den Chiasamen und dem Proteinpulver vermischen und in einen Glasbehälter füllen.
2. Die Mandelmilch mit dem Wasser verrühren.
3. Den Joghurt und den Sirup mit einrühren.
4. Die Mischun g mit in den Glasbehälter füllen.
5. Auch die Beeren mit hineingeben und alles gut vermischen.
6. Den Glasbehälter verschlossen in den Kühlschrank stellen und alles über Nacht ziehen lassen.

Fingerfood für Zwischendurch

Auch für den kleinen Hunger zwischendurch gibt es jede Menge Meal Prep taugliche Rezepte.

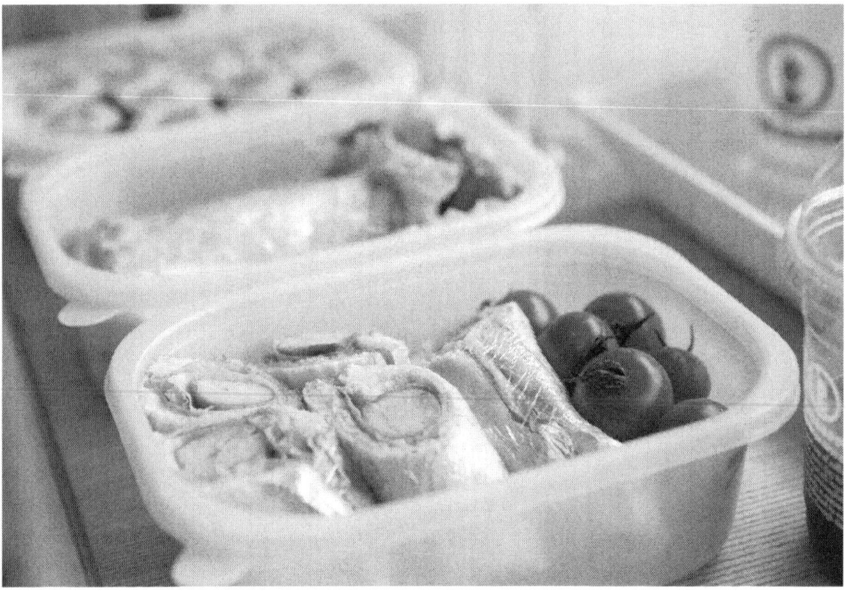

Pikante Frikadellen

Wer Hausmannskost mag, wird diese Frikadellen mögen, denn sie erinnern geschmacklich an frühere Partybuffets.

Zutaten für eine Portion:

125 g gemischtes Hackfleisch

½ Ei

½ kleine Zwiebel

½ Knoblauchzehe

1 TL Semmelmehl

Paprikapulver, edelsüß

etwas Senf

Salz & Pfeffer

Zubereitung:

1. Die Zwiebeln und den Knoblauch schälen und in kleine Würfel schneiden.
2. Das Hackfleisch mit den Zwiebeln, dem Knoblauch und dem Ei vermengen.
3. Das Semmelmehl und den Senf mit einarbeiten.
4. Alles gut mit Salz, Pfeffer und Paprika abschmecken. (eher etwas mehr würzen)
5. Die Hände mit Wasser anfeuchten und aus dem Hack gleichmäßige Bällchen formen.
6. Die rohen Frikadellen für etwa eine Stunde im Kühlschrank kaltstellen.
7. Etwas Öl in einer Pfanne erhitzen.
8. Die Frikadellen darin von beiden Seiten gleichmäßig und scharf anbraten bis sie braun und knusprig sind.
9. Nach dem Abkühlen in einen Behälter füllen und kaltstellen.
10. Die Frikadellen können kalt oder aufgewärmt gegessen werden.

Pikante Muffins mit Pizzageschmack

Wer denkt, dass Muffins nur in süßer Form schmecken, wird mit unserer neuen, pikanten Idee eines Besseren belehrt.

Zutaten für eine Portion:

60 g Mehl
½ TL Trockenhefe
40 ml Milch
1 TL Olivenöl
½ Ei
1 Prise Salz
1 Prise Zucker
2 Oliven
25 g Salami
25 g Käse, zum Beispiel Gouda
1 getrocknete Tomate in Öl
Kräuter der Provence

Zubereitung:

1. Mehl in eine Schüssel geben und in der Mitte eine Mulde formen.
2. Hefe, Zucker und Salz in die Mulde geben und dann alles gut mit einander vermengen.
3. Das Ei, die Milch und das Öl dazugeben.
4. Alles so lange kneten, bis ein glatter Teig entsteht.
5. Schüssel zudecken und vorerst bei Seite stellen.
6. Oliven kleinschneiden.
7. Salami in kleine Würfel schneiden.
8. Tomaten ebenfalls würfeln.
9. Käse reiben.
10. Die Hälfte vom Käse, Oliven, Salami und Tomaten mit in den Teig einarbeiten.
11. Teig in 2 gleich große Stücke zerteilen und zu zwei Kugeln formen.
12. Eine Muffinform bemehlen, die Teigportionen hineingeben und anschließend noch einige Zeit gehen lassen.
13. Den restlichen Käse auf die Muffins streuen.
14. Alles im vorgeheizten Ofen bei 180°C für rund 15 bis 20 Minuten backen.
15. Die Muffins abkühlen lassen und dann in einen Behälter geben.
16. Sie schmecken aufgewärmt aber auch kalt.

Apfelbissen mit Erdnussbutter

Diesen kleinen Powerbissen bringen Dir neue Energie bei bestem Geschmack.

Zutaten für eine Person:

1 Apfel nach Wahl	50 g Rosinen
2 EL Erdnussbutter	1 TL Chiasamen

Zubereitung:

1. Den Apfel waschen und in etwa 8 Apfelspalten schneiden.
2. Jede einzelne Spalte von beiden Seiten mit Erdnussbutter bestreichen.
3. Die Rosinen und die Chiasamen getrennt aufbewahren und erst zum Verzehr als Topping verwenden und die Apfelspalten damit bestreuen.

Bunte Früchteriegel

Diese Riegel sind die leckere Alternative für alle Allergiker und diejenigen, die nicht so gerne Nüsse mögen. Sie schmecken fruchtig frisch und nicht zu süß.

Zutaten für 10 Riegel:

120 g Apfelmus ohne Zucker

250 g Haferflocken

80 ml Milch

150 g Himbeeren, TK

1 EL Honig

1 TL Zimt

1 TL geschmolzenes Kokosöl

Zubereitung:

1. Den Backofen auf 175°C vorheizen.
2. Eine viereckige Backform mit einer Schicht Backpapier auslegen.
3. Das Apfelmus mit dem Kokosöl verrühren bis eine glatte Masse entsteht.
4. Nach und nach die Milch dazu gießen und immer wieder rühren.
5. Auch den Honig und den Zimt mit einrühren.
6. Anschließend die Haferflocken untermengen.
7. Wenn eine einheitliche Masse entstanden ist, auch die Himbeeren kleinschneiden und hinzufügen und alles noch einmal vermischen.
8. Die fertige Mischung in die Backform füllen und gut andrücken.
9. Die Form für etwa 20 Minuten auf der mittleren Schiene backen.
10. Dann gut abkühlen lassen, bevor die Riegel herausgeschnitten werden.
11. Die Riegel in einer Box kaltstellen und zum Verzehr am besten auf Raumtemperatur bringen.

Schoko-Nuss-Riegel to go

Dieser Power-Riegel bringt Dir schnell neue Energie, wenn deine Akkus mal wieder leer sind. Ein leckeres Fingerfood im Meal Prep Style.

Zutaten für 6-8 Riegel:

3 Tassen Haferflocken

1 Tasse brauner Zucker

2/3 Tasse Hafermehl

1 Tasse grob gehackte Haselnüsse

1 1/2 Tassen grob gehackte Pistazien

1 Tasse getrocknete, grob gehackte Preiselbeeren

1 Tasse gehackte Schokolade

½ Tasse Schokocreme

¾ Tasse geschmolzenes Kokosöl

¾ Tasse Honig oder wahlweise Ahornsirup

½ TL Zimt

1 ½ TL Salz

Zubereitung:

1. Den Backofen auf 175°C vorheizen.
2. Eine viereckige Backform mit einer Schicht Backpapier auslegen.
3. Die Haferflocken in einer Schüssel mit dem Hafermehl, den Nüssen, den Beeren und der gehackten Schokolade vermischen.
4. In einer anderen Schüssel das Kokosöl mit der Schokocreme und dem Honig verrühren.
5. Nun die fertige Creme-Masse mit in die andere Schüssel geben und alles so lange verrühren bis eine einheitliche Mischung entsteht. Sie darf ruhig ein wenig krümelig sein.
6. Die Masse dann in die Backform geben und alles gut andrücken.
7. Die Form für etwa 30 Minuten in den Ofen geben und goldbraun backen.
8. Die Riegel werden erst beim Abkühlen fest.
9. Die Riegel können nun portioniert und kaltgestellt werden.
10. Für den Verzehr sollte die Box einige Zeit bei Zimmertemperatur stehen, damit die Riegel ihr volles Aroma entfalten können.

Bratlinge mit Couscous und Käse

Diese Bratlinge sind nicht nur für eingefleischte Vegetarier ein echter Genuss.

Zutaten für eine Portion:

50 g Couscous
½ Ei
50 ml Gemüsebrühe
40 g Käse, gerieben
2 TL Semmelbrösel
Etwas Petersilie

Salz & Pfeffer
Thymian
Kümmel
Kurkuma
Paprika, edelsüß

Zubereitung:

1. Den Couscous in eine Schüssel geben und mit der kochenden Gemüsebrühe übergießen.
2. Dann für einige Zeit abkühlen und quellen lassen.
3. Das Ei mit dem Käse, der Petersilie und den Semmelbröseln vermischen und dann mit dem Couscous vermengen, bis eine formbare Masse entsteht.
4. Alles mit den Gewürzen abschmecken.
5. Etwa gleich große Bratlinge formen.
6. Pfanne erhitzen und die Bratlinge darin von beiden Seiten anbraten bis sie knusprig und goldbraun sind.
7. Bratlinge abkühlen lassen und dann in einem Behälter kaltstellen.

Gemüsebratlinge mit Quinoa

Auch diese Gemüsebratlinge schmecken sowohl kalt als auch warm sehr lecker.

Zutaten für eine Portion:

50 g Quinoa
½ Karotte
½ Stange Lauch
½ kleine Zwiebel
125 ml Gemüsebrühe
½ Ei
1 EL Haferflocken
1 TL Butter
Curry
Kurkuma
Kräutersalz
Pfeffer
1 TL Sonnenblumenkerne, gemahlen
1 TL Sonnenblumenkerne, gehackt
Etwas Öl

Zubereitung:

1. Karotte waschen und raspeln.
2. Lauch waschen und in dünne Ringe schneiden.
3. Quinoa in einem Sieb mit kochendem Wasser übergießen und anschließend abtropfen lassen.
4. Zwiebel schälen und in kleine Würfel schneiden.
5. Öl in einer Pfanne erhitzen und die Zwiebel darin glasig dünsten.
6. Quinoa, Curry und Kurkuma hinzufügen und kurz mit anbraten.
7. Alles mit der Gemüsebrühe ablöschen und erneut kurz aufkochen lassen.
8. Mit einem Deckel schließen und Quinoa für etwa 10 Minuten bei mittlerer Hitze quellen lassen.
9. Karotten und Lauch mit in die Masse geben und einarbeiten.
10. Alles erneut für rund 10 Minuten dünsten und danach abkühlen lassen.
11. Haferflocken, Sonnenblumenkerne und Ei mit in die Masse mischen und alles mit Pfeffer und Kräutersalz abschmecken.
12. Einige gleich große Bratlinge aus der Masse formen.
13. Pfanne erneut erhitzen und die Bratlinge darin von beiden Seiten anbraten bis sie knusprig und braun sind.

Gebackene Frühlingsrollen

Frühlingsrollen müssen nicht immer frittiert sein. Diese Variante schmeckt auch aus dem Backofen.

Zutaten für eine Portion:

100 g Rinderhackfleisch

Frühlingsrollenblätter, fertig, tiefgekühlt

1 TL Inger in Würfeln

1 TL Knoblauchwürfel

½ kleine Zwiebel im Würfeln

etwas Chili

1 Blatt Chinakohl, in dünne Streifen geschnitten

½ Karotte

25 g Sojasprossen

1 TL Sojasauce

1 TL Reiswein

je ½ TL Chilisauce scharf und süß

½ TL Öl

½ TL Sesamöl

Salz & Pfeffer

Zucker

Zubereitung:

1. Die Frühlingsrollenblätter auftauen und mit einem angefeuchteten Tuch zudecken.
2. Sesamöl und Öl in einer Pfanne erhitzen und das Hack darin anbraten.
3. Immer wieder umrühren, bis das Hack krümelig ist.
4. Knoblauch, Zwiebel, Chili und Ingwer hinzufügen und mit anbraten.
5. Dann auch den Kohl, die Karotte und die Sojasprossen mit hinzugeben.
6. Alles gut vermischen und mit Chilisauce, Sojasauce, Salz, Pfeffer und Zucker würzen.
7. Füllung abkühlen und in einem Sieb abtropfen lassen.
8. Die Füllung auf die Teigblätter geben und fest zusammenrollen.
9. Die Frühlingsrollen auf ein Blech mit Backpapier geben und mit einer Mischung aus Oliven- und Sesamöl bestreichen.
10. Den Backofen auf 200°C vorheizen und die Frühlingsrollen darin für etwa 15 Minuten backen bis sie braun und knusprig sind.
11. Frühlingsrollen abkühlen lassen und dann in einem Behälter kaltstellen.
12. Vor dem Verzehr erneut erwärmen und mit Chilisauce servieren.

Möhren-Thymian-Pommes

Neben den inzwischen sehr beliebten Süßkartoffel-Pommes sind auch Möhren-Pommes eine lecker und gesunde Alternative zu den herkömmlichen Pommes aus Kartoffeln.

Zutaten für eine Portion:

3 große Möhren
2 EL Honig
3 EL Olivenöl
Thymian, gehackt
Paprikapulver
Salz & Pfeffer

Zubereitung:

1. Die Möhren schälen, abwaschen und in etwa gleich große Pommes schneiden.
2. Den Honig in eine Schale geben und mit Salz, Pfeffer, Paprikapulver und Thymian verrühren.
3. Die Pommes in der Marinade wälzen.
4. Backpapier auf ein Backblech geben und den Backofen auf 180°C vorheizen.
5. Pommes darin für etwa 10 Minuten backen.

Wrap mit Thunfisch und Hüttenkäse

Dieser Wrap ist eine frische Abwechslung zu den deftigen Gerichten aus der Kantine. Er lässt sich auch unterwegs ganz leicht verspeisen.

Zutaten für eine Person:

1 Mehrkornwrap
30 g Hüttenkäse
75 g Thunfisch im eigenen Saft
½ Frühlingszwiebel
60 g Kichererbsen (Dose)
5 Blatt Eisbergsalat
Petersilie
Salz & Pfeffer

Zubereitung:

1. Eine Pfanne erhitzen und den Wrap darin von beiden Seiten kurz erhitzen.
2. Thunfisch in einem Sieb abgießen.
3. Hüttenkäse mit dem Thunfisch verrühren.
4. Frühlingszwiebel putzen und in feine Ringe schneiden.
5. Zwiebel mit Thunfisch-Hüttenkäse-Mischung vermengen.
6. Alles mit Salz und Pfeffer abschmecken.
7. Den Wrap mit der fertigen Mischung bestreichen.
8. Den Salat und die Kichererbsen ebenfalls auf dem Wrap verteilen.
9. Wrap zusammenklappen. Dazu den unteren Teil hochklappen und dann die linke und die rechte Seite jeweils zur Mitte falten.

Burritos mit Bohnen und Reis

Dieser Burrito schmeckt nicht nur würzig sondern hält Dich auch für sehr lange Zeit satt.

Zutaten für eine Person:

125 g Kidneybohnen
1 kleine Tomate
1 EL Tomatenmark
Knoblauchpulver
Kreuzkümmel
Cayennepfeffer
Salz
125 g Basmati Reis
2 Tortilla Wraps
½ Avocado
½ kleine Zwiebel
Koriander, gehackt

Zubereitung:

1. Tomate waschen und in gleich große Würfel schneiden.
2. Bohnen und Tomatenstücke in einen Topf füllen und bei mittlerer Hitze langsam köcheln.
3. Mit Tomatenmark, Knoblauch, Kümmel, Cayennepfeffer und Salz würzen.
4. Den Reis kochen, Packungsanweisung beachten.
5. Zwiebel schälen und in gleich große Streifen schneiden.
6. Auch die Avocado in Streifen schneiden.
7. Tortillas ausrollen und auf jeden jeweils eine Portion Bohnen, Reis, Zwiebeln, Avocado und Koriander in die Mitte legen.
8. Tortillas einrollen.

Frischkäse-Wraps mit Spinat

Diese Wraps schmecken nicht nur im Sommer besonders erfrischend. Sie überzeugen sicher auch den ein oder anderen Spinatgegner von ihrem tollen Geschmack.

Zutaten für eine Person:

1 Vollkorn-Wrap
25 g Hähnchenaufschnitt
50 g Frischkäse
25 g Blattspinat
½ kleine Zwiebel
½ kleine Spitzpaprika
1 Römersalatherz
etwas Schnittlauch
etwas glatte Petersilie
Salz & Pfeffer

Zubereitung:

1. Frischkäse in eine Schale geben.
2. Schnittlauch und Petersilie waschen, hacken und mit dem Frischkäse verrühren.
3. Mischung mit Salz und Pfeffer würzen und abschmecken.
4. Salat waschen, trocken tupfen und in Streifen schneiden.
5. Spinat waschen, trocken tupfen und klein hacken.
6. Zwiebel schälen und in gleich große Stücke schneiden.
7. Paprika waschen, entkernen und in feine Streifen schneiden.
8. Wrap in einer heißen Pfanne von beiden Seiten kurz erhitzen.
9. Wrap mit Frischkäse-Mischung bestreichen.
10. Auch die anderen Zutaten gleichmäßig darauf verteilen.
11. Tortilla einrollen.

Kalter Lunch

Gerade an sehr heißen Sommertagen hat man selten Appetit auf warmes Mittagessen. Mit unseren Ideen geben wir dir einige Anregungen für kaltes Mittagessen.

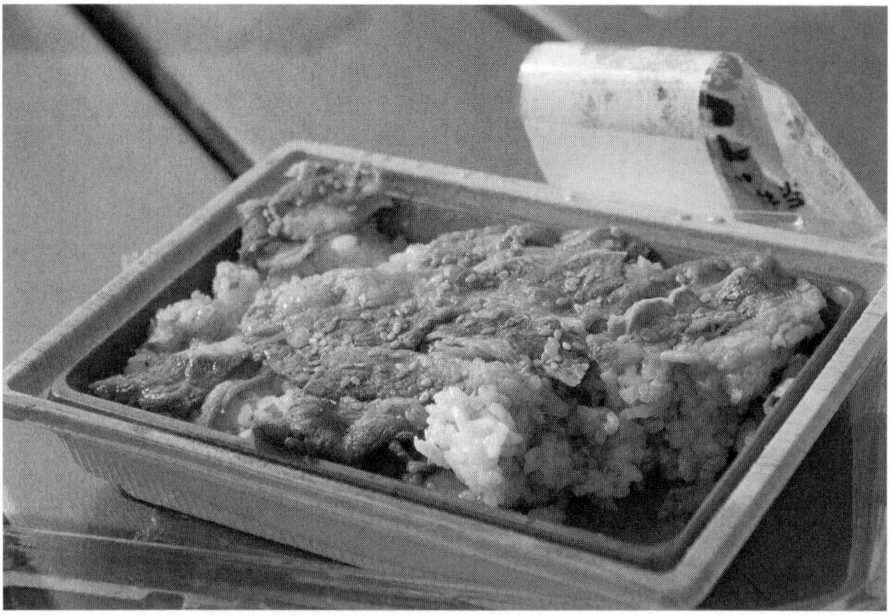

Linsensalat mit pikantem Kräuterquark

Wer dieses Gericht probiert hat, weiß, dass Linsen definitiv nicht nur in den Eintopf gehören.

Zutaten für eine Person:

35 g trockene Linsen
125 ml Gemüsebrühe
1 Tomate
½ Knoblauchzehe
½ Zwiebel
120 g Kräuterquark, pikant
Zitronensaft
1 EL Olivenöl
etwas Petersilie
Salz & Pfeffer

Zubereitung:

1. Die Linsen in der Gemüsebrühe kochen, Packungsanweisung beachten.
2. Tomaten waschen und in gleich große Würfel schneiden.
3. Knoblauch und Zwiebel schälen und ebenfalls in feine Würfel schneiden.
4. Olivenöl zusammen mit dem Zitronensaft, den Zwiebeln, dem Knoblauch und etwas Salz und Pfeffer in einer Schale verrühren, sodass ein Dressing entsteht.
5. Die Linsen zusammen mit den Tomaten in eine Schale geben und dann mit dem Dressing verrühren.
6. Die Petersilie fein hacken und über dem Salat verteilen.
7. Den Quark als Dip mit in die Box geben.

Vegetarische Nudelpfanne

Dieses Gericht ist ein Muss für jeden Pastafreund. Sie schmeckt nicht nur ausgezeichnet sondern ist auch noch super schnell zubereitet.

Zutaten für eine Person:

120 g Vollkornnudeln, z.B. Penne
50 g Fetakäse
½ Zwiebel
100 g Kirschtomaten
50 ml Gemüsebrühe
1 Handvoll Ruccola
1 EL Pinienkerne
1 TL Olivenöl
Salz & Pfeffer

Zubereitung:

1. Die Zwiebel schälen und in feine Würfel schneiden.
2. Die Kirschtomaten waschen und in Hälften schneiden.
3. Den Ruccola waschen und trockentupfen.
4. Den Feta abgießen und in grobe Krümel zermürben.
5. Die Nudeln nach Packungsanweisung kochen.
6. Die Pinienkerne gleichmäßig von allen Seiten anrösten.
7. Das Öl in einer Pfanne erhitzen und die Zwiebelwürfel darin glasig dünsten.
8. Die Tomaten hinzufügen und ebenfalls kurz mit anbraten.
9. Die gekochten und abgegossenen Nudeln und die Gemüsebrühe mit in die Pfanne geben und alles gut durchschwenken.
10. Nach Belieben mit Salz & Pfeffer würzen.
11. Den Feta und den Ruccola untermischen.
12. Die Nudelpfanne mit den gerösteten Pinienkernen toppen.

Spaghetti mit Walnusspesto

Es muss nicht immer Basilikum sein, auch ein frisch gemachtes Walnusspesto ist ein Hit für jeden Pastafan.

Zutaten für eine Person:

100 g Vollkornspaghetti

50 g Cocktailtomaten

40 g getrocknete Tomaten

30 g Walnüsse

1 Knoblauchzehe

15 ml Olivenöl

Salz & Pfeffer

Zubereitung:

1. Spaghetti in Salzwasser al dente kochen.
2. Tomaten waschen und halbieren.
3. Knoblauch schälen und klein schneiden.
4. Die Hälfte der Tomaten in den Mixer geben.
5. Knoblauch, getrocknete Tomaten und ¾ der Walnüsse hinzufügen und alles gut durchmixen.
6. Mit Salz und Pfeffer abschmecken.
7. Die Nudeln abgießen und mit dem Pesto vermischen.
8. Die restlichen Tomaten hinzugeben und alles mit den restlichen Wallnussstücken toppen.

Reis aus Blumenkohl mit Gemüsebeilage

Wer sich kohlenhydratarm ernähren möchte findet in Blumenkohl einen leckeren Ersatz für den herkömmlichen Reis.

Zutaten für eine Person:

1 kleiner Blumenkohl
3 Möhren
2 Stangen Lauch
2 Knoblauchzehen
1 EL Traubenkernöl
Salz & Pfeffer

Zubereitung:

1. Die Möhren waschen und raspeln.
2. Den Lauch waschen und in dünne Ringe schneiden.
3. Den Knoblauch schälen und in kleine Würfel schneiden.
4. Den Blumenkohl in Röschen teilen und in der Küchenmaschine zerkleinern, bis sie die Konsistenz von Reis haben.
5. Eine Pfanne erhitzen und das Traubenkernöl hingeben.
6. Die Lauchringe und den Knoblauch darin gleichmäßig andünsten.
7. Wenn der Lauch weich ist, die geraspelten Möhren und den Reis aus Blumenkohl dazugeben.
8. Alles für ein paar Minuten weiter braten.
9. Alles mit Salz und Pfeffer abschmecken.

Bunte Gemüse-Reis-Pfanne

Diese Reispfanne ist gesund und lecker. Sie bekommt einen besonders aromatischen Geschmack, wenn sie wieder erwärmt wird.

Zutaten für eine Person:

1 Beutel Wildreis
1 Paprika
2 Tomaten
1 Zwiebel
1 Stange Lauch
1 Dose Erbsen
1 EL Tomatenmark
30 g Cashews
2 EL Olivenöl
Salz & Pfeffer

Zubereitung:

1. Reis nach Packungsanweisung in Salzwasser kochen.
2. Zwiebel schälen und in feine Würfel schneiden.
3. Frühlingszwiebel waschen und in dünne Ringe schneiden.
4. Paprika und Tomaten waschen und ebenfalls in Würfel schneiden.
5. Olivenöl in einer Pfanne erhitzen.
6. Die Zwiebel darin glasig dünsten.
7. Tomatenmark mit anbraten.
8. Dann die Paprika, die Tomaten und die Frühlingszwiebelringe hinzufügen und ebenfalls mit anbraten.
9. Die Erbsen in ein Sieb abgießen und auch mit in die Pfanne geben.
10. Den fertigen Reis abgießen und mit unterrühren.
11. Je nach Bedarf noch mit ein wenig Wasser aufgießen.
12. Alles mit Salz und Pfeffer abschmecken.
13. Cashews in einer heißen Pfanne ohne fett kurz anrösten und über die Reispfanne streuen.

Gebackenes Lachsfilet mit Gemüse und Fetakäse

Lachs ist ein Muss für jeden Fischgenießer. Dieses Gericht wird einfach im Ofen zubereitet und geht dadurch schnell und einfach.

Zutaten für eine Person:

250 g Lachsfilet
50 g Kartoffeln
50 g Fetakäse
50 g Champignons
½ Zucchini
½ Paprika
10 Kirschtomaten
1 Knoblauchzehe
½ Zwiebel
4 EL Olivenöl
1 Zweig Rosmarin
Getrockneten Rosmarin
Paprikapulver
Etwas Zitronensaft
Salz & Pfeffer

Zubereitung:

1. Ein Backblech vorbereiten und mit Alufolie bedecken.
2. Den Backofen auf 180°C vorheizen.
3. Das Lachsfilet abspülen und mit einem Küchentuch trocken tupfen.
4. Das Filet mit Salz, Pfeffer und dem getrockneten Rosmarin bestreuen.
5. Die Kartoffeln schälen und in feine Würfel schneiden.
6. Die Champignons putzen und in gleich dicke Streifen schneiden.
7. Die Paprika und die Zucchini waschen und ebenfalls in Streifen schneiden.
8. Die Tomaten ebenfalls waschen und in Hälften schneiden.
9. Den Knoblauch und die Zwiebel schälen und in feine Würfel schneiden.
10. Das Olivenöl mit Salz, Pfeffer und Paprikapulver verrühren und das Gemüse damit einpinseln.
11. Mariniertes Gemüse auf das Blech geben und das Lachsfilet darauf legen.
12. Den Fetakäse zerkrümeln und auf dem Fisch verteilen.
13. Den Rosmarinzweig ebenfalls darauf platzieren.
14. Mit einem Schuss Zitronensaft beträufeln.
15. Alles muss nun für rund 30 Minuten backen bis das Gemüse und der Fisch gar sind.

Nudel-Schinkenauflauf mit Spinat

Dieser Auflauf schmeckt besonders gut, wenn er ein wenig durchgezogen ist und dann erneut aufgewärmt wird. Ein Gericht, das sich perfekt für das Meal Prep eignet.

Zutaten für eine Person:

75 g Vollkorn-Penne
50 g Spinat, TK-Ware
25 g Schinkenwürfel
50 g Käse nach Geschmack
50 ml Sahne
1 Ei
½ Zwiebel
1 TL Olivenöl
1 Prise Muskat
Salz & Pfeffer

Zubereitung:

1. Die Nudeln nach Packungsanweisung in Salzwasser al dente kochen.
2. Den Backofen auf etwa 200°C vorheizen.
3. Den Spinat auftauen.
4. Das Öl in einer Pfanne erhitzen und darin die Schinkenwürfel von allen Seiten knusprig anbraten und dann zur Seite stellen.
5. Die Zwiebel schälen, in feine Würfel schneiden und ebenfalls in einer Pfanne mit heißem Öl glasig dünsten.
6. Den Spinat abtropfen lassen.
7. Den Käse in feine Würfel schneiden.
8. Das Ei in einer Schüssel mit einem Schneebesen verquirlen.
9. Die Sahne zum Ei geben, gut verrühren und nebenbei mit etwas Pfeffer und Muskat würzen.
10. Die Nudeln abgießen und in eine passende Auflaufform geben.
11. Die Schinkenwürfel, den Spinat, die Zwiebeln und die Hälfte der Käsewürfel mit hineingeben und alles gut mit einander vermengen.
12. Das Ei mit der Sahne darüber verteilen und alles mit den restlichen Käsewürfeln bestreuen.
13. Der Auflauf muss für etwa 15 Minuten backen bis der Käse goldbraun ist.

Exotische Erbsensuppe

Mit dieser Erbsensuppe wirst Du deine Geschmacksknospen überraschen. Erbsen passen ganz ausgezeichnet mit dem Aroma von Kokos zusammen.

Zutaten für eine Person:

200 g Erbsen(TK)
½ Dose Kokosmilch
100 ml Gemüsebrühe
½ kleine Zwiebel
1 Knoblauchzehe
15 g Pinienkerne
Etwas Ingwer
Etwas Basilikum
1 TL Kokosöl
Salz & Pfeffer
Zucker

Zubereitung:

1. Die Zwiebel und den Knoblauch schälen und in feine Würfel schneiden.
2. Den Ingwer schälen und in gleich große Stücke schneiden.
3. Das Kokosöl in einem geeigneten Topf erhitzen und alles gleichmäßig darin andünsten.
4. Die gefrorenen Erbsen hinzufügen und alles erneut bei mittlerer Hitze für rund 5 Minuten dünsten.
5. Alles mit der Kokosmilch und der fertigen Gemüsebrühe ablöschen und anschließend für ca. 20 Minuten bei mittlerer Hitze köcheln lassen.
6. Währenddessen die Pinienkerne in einer Pfanne ohne Fett anrösten.
7. Das Basilikum zupfen, waschen, trocknen und klein hacken.
8. Die Suppe vom Herd nehmen und pürieren bis sie eine cremige Konsistenz hat.
9. Mit etwas Zucker, Salz und Pfeffer abschmecken.
10. Die fertige Suppe mit dem Basilikum und den Pinienkernen toppen.

Bunte Gemüsenudeln mit pikanter Avocado-Creme

Dieses Gericht eignet sich auch sehr gut für die Low Carb Ernährung. Die Gemüsenudeln sind eine tolle und gesunde Abwechslung auf dem Speiseplan.

Zutaten für eine Person:

½ Salatgurke
1 Möhre
½ Zucchini
½ Avocado
½ kleine Zwiebel
1 Tomate
etwas Chili
etwas Basilikum
20 g Mandeln
Salz & Pfeffer

Zubereitung:

1. Gurke, Zucchini und Möhre waschen und putzen.
2. Alles mit Hilfe eines Spiralschneiders in Spaghettiform raspeln.
3. Die fertigen Gemüsespaghetti auf einem Küchentuch platzieren, damit das überschüssige Wasser entzogen wird.
4. Das Fruchtfleisch der halben Avocado aus der Schale löffeln und in einer Schale zerdrücken.
5. Die Zwiebel halbieren, schälen und in feine Würfel schneiden.
6. Die Tomate waschen und ebenfalls in Würfel schneiden.
7. Die Zwiebel mit den Tomatenwürfeln und etwas Chili vermischen.
8. 2/3 dieser Mischung mit zur Avocado geben und verrühren.
9. Die Creme nach Belieben mit Salz und Pfeffer abschmecken.
10. Die Nudeln mit der Creme vermengen.
11. Das Basilikum waschen, hacken und mit dem Rest der Tomaten-Zwiebel-Mischung verrühren.
12. Mit Salz und Pfeffer nachwürzen.
13. Die Mandeln zerhacken.
14. Die Mischung auf die Gemüsenudeln geben.
15. Alles mit den gehackten Mandeln toppen.

Hähnchen-Pasta-Pfanne

Dieses Gericht ist schnell und einfach gekocht und durch seinen geringen Fettgehalt auch noch super für die Figur.

Zutaten für eine Person:

150 g Hähnchenbrust
50 g Vollkornnudeln
25 g Parmesan
1 gelbe Paprika
1 rote Paprika
1 kleine Zucchini
1 halbe kleine Zwiebel
50 g Brokkoli
2 Tomaten
1 EL Olivenöl
Kräuter der Provence
Paprikapulver
Salz & Pfeffer

Zubereitung:

1. Den Ofen auf 220°C vorheizen.
2. Ein Backblech mit Alufolie auslegen.
3. Die Paprika und die Zucchini waschen und in gleich große Würfel schneiden.
4. Die Zwiebel schälen und ebenfalls in Würfel schneiden.
5. Die Brokkoliröschen waschen und zerteilen.
6. Die Tomaten waschen und in gleich große Stücke schneiden.
7. Das Olivenöl mit den Kräutern, dem Paprikapulver, dem Salz und dem Pfeffer zu einer Marinade verrühren.
8. Das Gemüse mit der Marinade vermengen und auf dem Blech verteilen.
9. Das Hähnchen mit Salz, Pfeffer und Paprika würzen und auf dem Gemüse platzieren.
10. Alles für etwa 20 Minuten im vorgeheizten Ofen backen.
11. Währenddessen die Nudeln nach Packungsanweisung kochen und den Parmesan raspeln.
12. Die fertigen Nudeln und den Käse mit dem Gemüse vermengen.
13. Alles abkühlen lassen, bevor es in die Box kommt.

Vegetarisches Chili

Mit diesem Gericht wird bewiesen, dass ein Chili auch ganz ohne Hackfleisch schmecken kann.

Zutaten für eine Person:

1 kleine Zwiebel
1 Möhre
1 Knoblauchzehe
1 EL Olivenöl
1 kleine rote Paprika
½ TL Kurkuma
½ TL Oregano
½ TL Chiliflocken
1 TL Tomatenmark
½ Dose gehackte Tomaten
200 g Linsen
1/2 Dose Kidneybohnen
½ Jalapeño
50 g Käse
Salz & Pfeffer
200 ml Wasser

Zubereitung:

1. Die Zwiebel schälen und in kleine Würfel schneiden.
2. Die Möhre putzen und klein raspeln.
3. Den Knoblauch schälen und auspressen.
4. Die Paprika waschen und in gleich große Würfel schneiden.
5. Das Olivenöl in einem passenden Topf erhitzen und die Zwiebelwürfel, die geriebene Möhre und den ausgepressten Knoblauch hineingeben.
6. Alles bei mittlerer Hitze anbraten und für rund 15 Minuten ohne Deckel garen. Dabei gelegentlich umrühren.
7. Das Kurkuma und den Oregano mit in den Topf rühren.
8. Die Temperatur des Herdes höher stellen und die Paprika hinzufügen.
9. Auch das Tomatenmark mit einrühren.
10. Alles erneut für eine Minute erhitzen.
11. Nun die gehackten Tomaten hinzufügen und kurz mit anschwitzen.
12. Alles mit Wasser ablöschen.
13. Chili hinzugeben und alles einmal aufkochen lassen.
14. Nun die Temperatur wieder reduzieren und alles erneut rund 25 Minuten köcheln lassen.

15. Am Ende der Kochzeit die Bohnen und die Linsen in den Topf rühren und alles noch einmal für rund 5 Minuten durchgaren lassen.
16. Dann alles mit Salz und Pfeffer würzen und gut verrühren.
17. Die Jalapeño in dünne Ringe schneiden.
18. Das Chili kurz vor dem Verzehr mit den Ringen und dem Käse toppen.

Mediterranes Pesto-Hähnchen mit Tomaten und Couscous

Mit diesem Geflügelgericht bekommst Du nicht nur einen tollen Geschmack sondern gleich auch noch alle Nährstoffe, die Dein Körper braucht, um neue Energie zu tanken.

Zutaten für eine Person:

200 g Hähnchenbrustfilet

1 TL grünes Pesto

125 g Kirschtomaten

1 TL Olivenöl

50 g roher Couscous

1 TL Butter

1 EL frisches Basilikum

Salz & Pfeffer

Zubereitung:

1. Den Ofen auf 220°C vorheizen.
2. Das Hähnchenbrustfilet gründlich waschen und mit einem Küchentuch trocken tupfen.
3. Mit Salz und Pfeffer würzen und dann dünn mit dem Pesto marinieren.
4. Das Fleisch in eine Auflaufform geben.
5. Die Tomaten waschen, abtrocknen und mit in die Auflaufform legen.
6. Alles mit ein wenig Öl beträufeln und dann für rund 20 Minuten auf der mittleren Schiene backen.
7. Das Couscous mit 75 ml kochendem Wasser übergießen und mit ein wenig Salz würzen. Dann zudecken und für etwa 5 gut quellen lassen.
8. Anschließend eine Gabel nehmen und das Couscous ein wenig auflockern.
9. Das Basilikum zupfen und kleinhacken.
10. Die Butter und das Basilikum unter den Couscous heben.
11. Den Couscous in deine Box geben und das Hähnchen darauf platzieren.
12. Den Bratensaft als Sauce oben drüber geben.

Spaghetti mit Kichererbsensauce

Dieses Gericht liefert Dir neben ordentlich Eiweiß auch eine Menge Energie durch die enthaltenen Kohlenhydrate.

Zutaten für eine Person:

100 g Spaghetti
125 ml Gemüsebrühe
1 kleine Zwiebel
1/2 Dose Kichererbsen
1 EL Tomatenmark
Kräuter nach Geschmack
1 EL Olivenöl
Salz & Pfeffer

Zubereitung:

1. Die Zwiebel schälen und in feine Stücke hacken.
2. Das Olivenöl in einem Topf erhitzen und die Zwiebelstückchen darin glasig dünsten.
3. Die Kichererbsen hinzufügen und kurz mit andünsten.
4. Dann ebenfalls das Tomatenmark mit anschwitzen.
5. Alles mit der Gemüsebrühe ablöschen und mit den Kräutern abschmecken.
6. Alles bei mittlerer Hitze für rund 5 Minuten köcheln lassen.
7. Anschließend mit Salz und Pfeffer abschmecken.
8. Die Nudeln in Salzwasser nach Packungsanweisung kochen und mit der fertigen Sauce vermengen.
9. Das Gericht kann in einer Box mit nur einem Fach kalt gestellt werden.

Feuriger Bohneneintopf nach mexikanischer Art

Mit diesem Gericht bringst Du etwas mexikanisches Temperament auf deinen Mittagstisch. Außerdem wirst Du erstaunt sein, wie lange er Dich satt macht.

Zutaten für eine Person:

75 g Wildreis
500 ml Gemüsebrühe
½ Dose gehackte Tomaten
½ Dose Kidneybohnen
1 Knoblauchzehe
1 rote Chili
Chilipulver
1 TL Cumin
1 Limette
Salz & Pfeffer
1 kleine Avocado

Zubereitung:

1. Die Gemüsebrühe in einem Topf zum Kochen bringen.
2. Den Reis und die Kidneybohnen hinzugeben.
3. Auch die Tomaten mit einrühren.
4. Die Chilischote waschen und entkernen, dann klein hacken.
5. Cumin, Chilipulver und die Hälfte der gehackten Chili sukzessive einrühren.
6. Den Knoblauch schälen, auspressen und die Hälfte des Saftes ebenfalls mit in den Topf geben.
7. Mit Salz abschmecken.
8. Alles mit geschlossenem Deckel und bei mittlerer Hitze für rund 30 Minuten köcheln lassen und zwischendurch immer wieder umrühren.
9. Die Limette auspressen und die Hälfte vom Saft über den Reis träufeln.
10. Das Fruchtfleisch aus der Avocado entnehmen und mit einer Gabel zerdrücken.
11. Die restliche gehackte Chili zusammen mit dem übrigen Knoblauchsaft mit der Avocado vermischen.
12. Dann den übrigen Limettensaft dazugeben und alles mit Salz abschmecken.
13. Guacamole und Reis in einer Box mit Trennwand aufbewahren und erst zum Verzehr zusammenbringen.

Gebackene Hähnchenbrust mit Gemüse und Feta

Dieses Gericht hält sich ohne Probleme für einige Tage im Kühlschrank und schmeckt erneut aufgewärmt besonders würzig.

Zutaten für eine Person:

150 g Hähnchenbrustfilet
50 g Feta
1 kleine Zucchini
1 kleine rote Paprika
5 Zweige Thymian
1 EL Olivenöl
Salz & Pfeffer

Zubereitung:

1. Den Ofen auf 200°C vorheizen.
2. Zucchini waschen und in gleich große Würfel schneiden.
3. Paprika waschen, entkernen und ebenfalls würfeln.
4. Thymianzweige klein hacken und mit Öl und etwas Salz mischen.
5. Das Gemüse damit marinieren und auf ein Backblech mit Alufolie geben.
6. Alles für rund 15 Minuten backen und nach etwa der Hälfte der Zeit ein Mal wenden.
7. Das Hähnchenbrustfilet in einer beschichteten Pfanne von beiden Seiten gut anbraten.
8. Den Feta mit den Fingern zerbröseln.
9. Das Gemüse, das Fleisch und den Käse in einer Box mit Trennwänden kaltstellen und erst beim Verzehr zusammen anrichten.

Thailändisches Süßkartoffel-Curry mit Rindfleisch

Dieses Gericht besticht durch seine besondere Schärfe und liefert durch das enthaltene Rindfleisch viel gutes Eisen.

Zutaten für eine Person:

100 g Rinderhüftsteak
50 g Reis
½ kleine Zwiebel
1 kleine Süßkartoffel
100 ml Kokosmilch
1 TL Fischsauce
1 /2 TL rote Currypaste
10 g Cashews
1 TL Koriander
Etwas Ingwer
1 TL Erdnussöl
Etwas Limettensaft

Zubereitung:

1. Die Zwiebel schälen und in feine Würfel schneiden.
2. Den Ingwer schälen und fein hacken.
3. Die Süßkartoffel schälen und in gleich große Würfel schneiden.
4. Den Koriander waschen, trocknen und zerhacken.
5. Das Fleisch waschen, mit einem Küchentuch trockentupfen und in gleich große Streifen schneiden.
6. Ein wenig Erdnussöl in einem Wok erhitzen und das Fleisch darin für etwa zwei Minuten gleichmäßig von allen Seiten anbraten.
7. Den Reis nach Packungsanweisung in Salzwasser kochen.
8. Das fertige Fleisch zusammen mit dem Fleischsaft zur Seite stellen.
9. Das restliche Öl im Wok erhitzen und die Zwiebelwürfel mit dem Ingwer darin glasig dünsten.
10. Die Currypaste dazugeben und einrühren.
11. Mit der Fischsoße und der Kokosmilch ablöschen.
12. Den Limettensaft ebenfalls mit unterrühren und alles für weitere 2 Minuten bei mittlerer Hitze köcheln lassen.
13. Die Süßkartoffelwürfel hinzugeben und alles ein Mal aufkochen lassen.
14. Alles bei kleiner Hitze köcheln lassen bis die Kartoffeln gar sind.
15. Dann das Fleisch hinzugeben und alles gut vermischen.

16. Die Cashews zerhacken.

17. Den Koriander unterrühren.

18. Die Nüsse sollten getrennt vom Curry aufbewahrt werden und erst zum Verzehr als Topping genutzt werden.

Chili mit Bulgur

Dieses Chili schmeckt durch seine Zutaten besonders aromatisch und wird erst beim erneuten Aufwärmen so richtig würzig.

Zutaten für eine Person:

125 Rinderhackfleisch
15 g Bulgur
100 g Dosentomaten
50 g Kidneybohnen
½ Zwiebel
1 Knoblauchzehe
1 kleine Paprika
1 Tomate
½ Chili
1 TL Olivenöl
Etwas Kümmel
Etwas Oregano
Etwas Salz & Pfeffer
Sourcream

Zubereitung:

1. Die Zwiebel und den Knoblauch schälen und in feine Würfel schneiden.
2. Die Paprika waschen, entkernen und in gleich große Würfel schneiden.
3. Die Chili waschen, entkernen und in kleine Stücke hacken.
4. Etwas Öl im Topf erhitzen. Zwiebel und Knoblauch darin galsig dünsten.
5. Die Paprika und die Chili hinzufügen und mit anbraten.
6. Alles etwa 10 Minuten garen.
7. Anschließend alles mit Kümmel, Oregano und Salz abschmecken.
8. Dann das Hack hinzufügen und krümelig braten.
9. Anschließend den Bulgur einrühren.
10. Die Kidneybohnen mi einer Gabel ein wenig zerdrücken.
11. Die Tomate waschen und in gleich große Würfel schneiden.
12. Bohnen und Tomaten mit in den Topf geben und kurz mit anschwitzen.
13. Alles mit 150 ml Wasser ablöschen und mit Salz abschmecken.
14. Das Chili nun bei mittlerer Hitze und geschlossenem Deckel für etwa 30 Minuten garen.
15. Alles erneut mit Salz und Pfeffer abschmecken.
16. Das Chili abkühlen lassen und dann in einer Box kaltstellen.
17. Die Sourcream erst zum Verzehr auf das Chili geben.

Paprika-Suppe mit Rhabarbereinlage

Paprika und Rhabarber gehören nicht in das gleiche Gericht? Weit gefehlt, probiere es aus!

Zutaten für eine Person:

250 g gelbe Paprika
50 g Rhabarber
Ein Streifen Ingwer
1 kleine Zwiebel
½ kleine Salatgurke
100 ml Gemüsebrühe
Etwas Limettensaft
1 TL Zucker
1 EL Öl
Salz & Pfeffer

Zubereitung:

1. Den Backofen auf 220°C vorheizen.
2. Die Paprika waschen, in vier Teile schneiden und entkernen.
3. Ein Backbleck mit etwas Alufolie auslegen und die Paprikastücke so darauf platzieren, dass die Seite mit der Haut nach oben zeigt.
4. So lange backen, bis die Haut der Paprika erste schwarze Blasen bildet.
5. Ein feuchtes Küchentuch darauf legen und kurz abwarten.
6. Paprika und Rhabarber häuten und in gleich große Stücke schneiden.
7. Die Zwiebeln schälen und in feine Würfel schneiden.
8. Den Ingwer schälen und mit einer Reibe fein raspeln.
9. Etwas Öl im Topf erhitzen und die Zwiebel mit Ingwer darin glasig dünsten.
10. Die Paprika und den Rhabarber hinzufügen und mit anschwitzen.
11. Nach einigen Minuten alles mit der Brühe ablöschen.
12. Die Suppe nun für rund 20 Minuten bei mittlerer Hitze köcheln lassen.
13. Die Gurke waschen, schälen und in dünne Streifen schneiden.
14. Etwas Limettensaft mit 1 EL Öl mischen und über Gurkenstreifen geben.
15. Gurken mit Salz und Pfeffer würzen und etwa 10 Min. ziehen lassen.
16. Die Suppe nach dem Kochen mit einem Pürierstab fein pürieren.
17. Anschließend nach Belieben mit Salz und Zucker abschmecken.
18. Die Gurkenstreifen getrennt von der Suppe aufbewahren und erst kurz vor dem Verzehr mit in die warme Suppe geben.

Garnelen an Wildreis

Meeresfrüchte und Reis gehen einfach immer. Sie sind nicht nur gesund sondern enthalten, wie Fische auch, gesunde Omega 3-Fettsäuren.

Zutaten für eine Person:

150 g Spinat

150 g Zucchini

50 g Wildreis

150 g Garnelen

etwas Limettensaft

2 TL gehackter Koriander

1 EL Olivenöl

Salz & Pfeffer

Zubereitung:

1. Den Reis nach Packungsanweisung in Salzwasser kochen.
2. Etwas Öl in einer Pfanne erhitzen und die Garnelen darin für rund 3 Minuten von allen Seiten anbraten bis sie rosa sind.
3. Den Spinat waschen und in Streifen schneiden.
4. Die Zucchini ebenfalls waschen und in gleich große Würfel schneiden.
5. Beides mit in die Pfanne geben und alles mit Salz und Pfeffer abschmecken.
6. Die Garnelen und das Gemüse mit dem fertigen Reis vermischen.
7. Alles mit dem Limettensaft, dem Koriander, Salz und Pfeffer würzen.
8. Bevor das Gericht in der Box kaltgestellt wird, muss es abkühlen.

Reisnudeln mit vegetarischer Bolognese-Soße

Auch die vegetarische Variante der Bolognese schmeckt würzig und gewohnt lecker.

Zutaten für eine Person:

200 g gehackte Tomaten
100 g rote Linsen
125 g gekochte Kichererbsen
125 g Reisnudeln
½ Zwiebel
½ Knoblauchzehe
1 EL Tomatenmark
1 TL Bolognese-Gewürz
1 TL BBQ-Gewürz
½ TL Paprikapulver
Öl
Zucker

Zubereitung:

1. Den Ofen auf 220°C vorheizen und Kichererbsen nach Anweisung kochen.

2. Anschließend gut trocknen lassen und in einer Schale mit dem BBQ-Gewürz, etwas Paprikapulver und Öl marinieren.

3. Ein Backblech mit Backpapier auslegen.

4. Erbsen darauf legen und ca. 20 Min. im Ofen backen bis sie knusprig sind.

5. Während der Backzeit immer wieder die Backofentür öffnen, damit die Feuchtigkeit der Erbsen entweichen kann und Kichererbsen dann wenden.

6. Die Zwiebel schälen und in kleine Würfel schneiden.

7. Den Knoblauch ebenfalls schälen und anschließend hacken.

9. Etwas Öl in einer Pfanne erhitzen und beides darin glasig dünsten.

10. Das Tomatenmark hinzufügen und unter Rühren ebenfalls mit anbraten.

11. Die gehackten Tomaten und gebackenen Linsen ergänzen und umrühren.

12. Alles für rund 15 Minuten bei mittlerer Hitze köcheln lassen.

13. Danach mit Bolognese-Gewürz abschmecken.

14. Währenddessen die Reisnudeln nach Packungsanweisung in Salzwasser kochen.

15. Die Nudeln mit der Soße vermengen und die Kichererbsen getrennt davon aufbewahren.

16. Die Erbsen erst kurz vor dem Verzehr auf die Portion geben.

Frische Salate aus aller Welt

Auch mit Salaten kann man die tollsten Geschmackserlebnisse haben. Hier kommt eine Auswahl an Rezepten aus aller Welt.

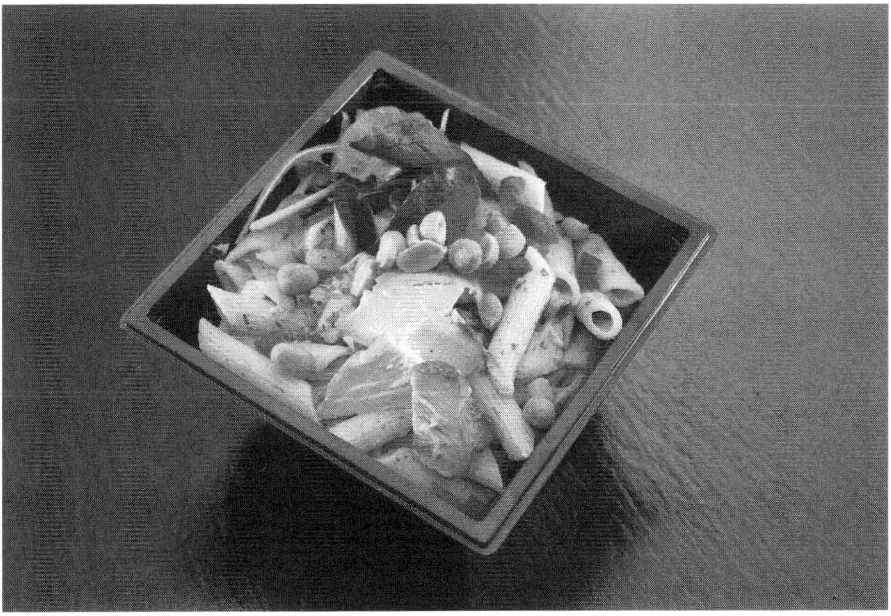

Avocado-Salat mit Mango-Hähnchen

Dieses gesunde und exotische Geflügelgericht ist eine echte Abwechslung für Deine Mittagspause.

Zutaten für eine Person:

150 g Hähnchenbrustfilet
1 Avocado
½ Mango
1 TL Agavensirup
½ TL Currypulver
Etwas Öl
Etwas Zitronensaft
Salz & Pfeffer

Zubereitung:

1. Die Avocado schälen und das Fruchtfleisch in eine Schale geben.
2. Die Mango schälen und das Fruchtfleisch in gleich große Würfel schneiden.
3. Das Hähnchen waschen und mit Salz, Pfeffer und Paprika würzen.
4. Etwas Öl in einer Pfanne erhitzen und das Hähnchen darin von beiden Seiten anbraten bis es gar ist.
5. Das Fleisch abkühlen lassen und ebenfalls in Würfel schneiden.
6. Nun alle Zutaten in eine Schüssel geben und mit einander vermengen.
7. Das Currypulver zusammen mit dem Öl, dem Zitronensaft und dem Agavensirup verrühren und getrennt vom Salat aufbewahren und erst zum Verzehr auf dem Salat verteilen.

Salat nach griechischer Art

Auch dieser Salat schmeckt erst richtig lecker, wenn er für einige Zeit gut durchgezogen ist und sich die einzelnen Aromen mit einander vermischt haben.

Zutaten für eine Person:

1 Hand voll Eisberg
1 Tomate
½ Gurke
50 g Kichererbsen
½ rote Zwiebel
60 g Feta
15 Oliven
Balsamicoessig
Olivenöl
Salz & Pfeffer

Zubereitung:

1. Den Balsamico mit etwas Öl, Salz und Pfeffer in einer Schale verrühren.
2. Die Tomate waschen und in gleich große Würfel schneiden.
3. Die Gurke waschen und ebenfalls in Würfel schneiden.
4. Das Dressing in ein Glas geben und die Gurken- und Tomatenwürfel darauf füllen.
5. Die Kichererbsen waschen.
6. Die Zwiebeln schälen und in feine Würfel schneiden.
7. Die Erbsen und die Zwiebeln auf die Gurken-Tomatenschicht geben.
8. Dann die Oliven darauf geben.
9. Den Feta mit den Fingern zerbröseln und als Topping auf den Salat geben.
10. Nun den Salat waschen, trocknen und in Streifen schneiden und den Salat damit zudecken.
11. Alles kaltstellen.

Süßkartoffel-Linsen-Salat

Dieser Salat erhält durch die Mischung aus Süßkartoffel und Ziegenfrischkäse eine besondere Geschmacksnote. Er macht außerdem sehr lange satt und eignet sich so hervorragend als Mittagessen im Büro.

Zutaten für eine Person:

1 kleine Süßkartoffel

25 g Linsen

75 g Rote Bete, gekocht

40 g Ruccola

40 g Ziegenfrischkäse

1 TL Balsamico, hell

1 TL Senf

1 TL Honig

2 TL Olivenöl

Salz & Pfeffer

Zubereitung:

1. Den Backofen auf 150 °C vorheizen.
2. Süßkartoffel schälen und in gleich große Würfel schneiden.
3. Die Kartoffelstücke mit dem Olivenöl marinieren.
4. Ein Backblech mit einem Backpapier auslegen und die Kartoffelstücke darauf verteilen.
5. Alles für rund 20 Minuten backen.
6. Währenddessen die Linsen nach Packungsanweisung in Wasser kochen.
7. Die vorgekochte Rote Bete in gleich große Würfel schneiden.
8. Den Ruccola waschen und trocken tupfen.
9. Den Balsamico in einer Schüssel mit dem Senf und dem Honig zu einem Dressing verrühren.
10. Das Dressing mit Salz und Pfeffer abschmecken und unter Rühren das Öl hinzugeben.
11. Die Süßkartoffeln aus dem Ofen holen und abkühlen lassen.
12. Die Linsen abgießen.
13. Nun die Kartoffeln mit den Linsen und der Roten Bete vermischen.
14. Das Dressing in ein Glas füllen und den Salat darauf geben.

14\. Den Ziegenkäse, das Dressing und den Ruccola erst kurz vor dem Verzehr über den Salat bröseln und vorher getrennt vom Salat kühl aufbewahren.

Glasnudelsalat mit Koriander und Hackfleisch

Mit den verwendeten Glasnudeln kommt ein wenig asiatisches Flair auf deinen Mittagstisch.

Zutaten für eine Person:

75 g Glasnudeln
150 g Hackfleisch
½ Knoblauchzehe
3 Frühlingszwiebeln
2 TL Fischsoße
1 TL Garam Masala
½ Chilischote
1 TL Olivenöl
½ TL Zucker
Etwas Limettensaft
1 kleines Stück Ingwer
Etwas Koriander
Salz & Pfeffer

Zubereitung:

1. Die Glasnudeln nach Packungsanweisung zubereiten.
2. Das Öl in einer Pfanne erhitzen und das Hack darin anbraten.
3. Immer wieder umrühren, sodass es krümelig wird.
4. Den Knoblauch schälen und in feine Würfel schneiden.
5. Den Ingwer schälen und mit einer Reibe zerkleinern.
6. Den Knoblauch, den Ingwer, den Zucker und den Masala mit zum Hack geben und untermischen.
7. Alles erneut kurz anbraten.
8. Das fertige Hack mit den gekochten Glasnudeln vermischen.
9. Die Frühlingszwiebeln waschen und in feine Ringe schneiden.
10. Die Chili waschen, die Kerne entfernen und in feine Stückchen hacken.
11. Die Zwiebeln zusammen mit den Chilistücken, dem Limettensaft und der Fischsoße zur Nudel-Hackmischung geben.
12. Alles mit Salz und Pfeffer abschmecken.
13. Den Koriander waschen, trocknen und kleinhacken und anschließend als Topping auf den Salat geben.

Tipp: Der Salat kann in einer Box gemischt kaltgestellt werden.

Nudelsalat mit Fetakäse und Thunfisch

Dieser Nudelsalat schmeckt besonders gut, wenn er ein paar Tage durchgezogen ist. Er wird geschichtet und sieht dabei besonders appetitlich aus, wenn Du ihn so in einem Glas aufbewahrst.

Zutaten für eine Person:

100 g Vollkornpenne
2 Tomaten
½ kleine Gurke
1 Ei
50 g Fetakäse
2 EL Balsamico
1 EL Senf
1 EL Olivenöl
Salz & Pfeffer

Zubereitung:

1. Die Nudeln nach Packungsanweisung in Salzwasser kochen.
2. Ein Ei für rund 8 Minuten kochen, damit es hart wird.
3. Den Balsamico, den Senf und das Öl zu einem Dressing verrühren und mit Salz und Pfeffer abschmecken.
4. Das Dressing als erstes in das Aufbewahrungsglas geben.
5. Die Tomaten waschen und in gleich große Würfel schneiden.
6. Die Gurke waschen und ebenfalls würfeln, je nach Geschmack mit oder ohne Schale.
7. Die Nudeln zusammen mit den Tomaten- und Gurkenstücken auf das Dressing schichten.
8. Das gekochte Ei abkühlen lassen und dann pellen und in Viertel teilen.
9. Den Feta in das Glas schichten.
10. Zum Schluss den Thunfisch und das Ein auf den Salat geben und sofort kaltstellen.
11. Alle Zutaten erst richtig vermischen, wenn das Menü gegessen werden soll.

Quinoa-Salat mit Fetakäse und Paprika

Dieses Gericht schmeckt nicht nur an heißen Sommertagen frisch und lecker.

Zutaten für eine Person:

50 g Quinoa
2 Tomaten
1 rote Paprika
1 gelbe Paprika
½ Salatgurke
½ Zwiebel
75 g Fetakäse
Einige Blätter Basilikum
1 EL Zitronensaft
1 EL Olivenöl

Zubereitung:

1. Quinoa nach Packungsanweisung kochen.
2. Quinoa abgießen und in eine Schüssel füllen.
3. Olivenöl und Zitronensaft darüber träufeln.
4. Mit Salz und Pfeffer abschmecken.
5. Rote und gelbe Paprika waschen, entkernen und in Würfel schneiden.
6. Tomaten waschen und würfeln.
7. Salatgurke waschen und in gleich große Stücke schneiden.
8. Zwiebel schälen und würfeln.
9. Gemüse mit in die Schüssel geben, alles gut umrühren und mit den gehackten Basilikumblättern abschmecken.

Linsen-Salat mit Ziegenkäse

Dieser Linsensalat erhält durch den Ziegenkäse ein ganz besonderes Aroma und schmeckt erst besonders gut, wenn er gut durchgezogen ist.

Zutaten für eine Person:

70 g trockene Linsen
75 g eingelegte Paprika, geröstet
100 g Ziegenkäse
1 Bund glatte Petersilie
4 TL Rotweinessig
4 TL Olivenöl
½ TL Majoran
Salz & Pfeffer

Zubereitung:

1. Linsen nach Packungsanweisung kochen.
2. Abgegossene Linsen mit Essig, Öl und Majoran abschmecken.
3. Paprika waschen und in Würfel schneiden.
4. Ziegenkäse zerkrümeln.
5. Petersilie zupfen und hacken.
6. Alles gut miteinander vermengen und mit Salz und Pfeffer abschmecken.

Quinoa-Salat mit pikantem Tofu

Dieser vegane Salat bringt ordentlich Geschmack auf Deinen Tisch.

Zutaten für eine Person:

40 g Quinoa
75 g Räuchertofu
½ rote Paprika
½ Avocado
2 Korianderzweige
1 EL Limettensaft
Salz & Pfeffer

Zubereitung:

1. Quinoa nach Packungsanweisung zubereiten.
2. Tofu in gleich große Würfel schneiden.
3. Paprika waschen und in gleich große Stücke schneiden.
4. Fruchtfleisch der Avocado klein schneiden.
5. Alles in eine Schüssel geben und gut durchmischen.
6. Den Koriander hacken und hinzufügen.
7. Alles mit Salz, Pfeffer und Limettensaft abschmecken.

Desserts aus dem Glas

Es gibt auch Desserts, die Du dank Meal Prep vorbereiten und in der Woche einfach nur noch genießen kannst. Probiere sie doch einfach mal aus.

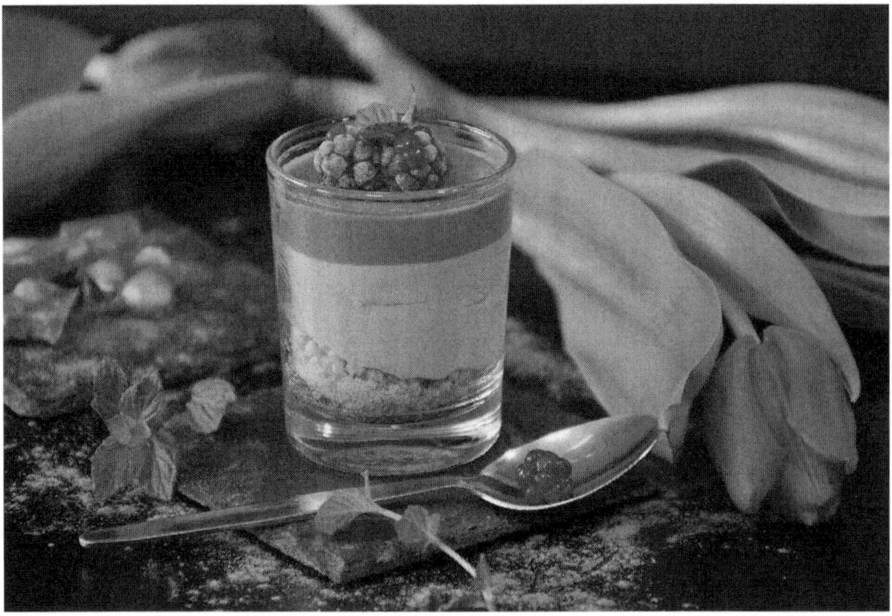

Veganer Schokoladen-Avocado-Pudding

Diese vegane Variante des Schokopuddings ist nicht nur lecker sondern auch lange haltbar. Du kannst ihn also zubereiten und die ganze Woche genießen.

Zutaten für eine Person:

1 reife Avocado
20 g roher Kakao
4 Datteln
60 ml Kokosmilch
Salz

Zubereitung:

1. Die Datteln für 30 Minuten in Wasser einweichen.
2. Danach in einen Mixer füllen und pürieren.
3. Den Kakao und das Fruchtfleisch der Avocado hinzufügen und erneut mixen bis die Konsistenz eines Puddings erreicht ist.
4. Dabei eine Prise Salz untermischen.

Exotischer Milchreis mit Kokos

Dieser Milchreis kommt mal ganz ohne Zimt aus und schmeckt durch das Kokosaroma wirklich besonders.

Zutaten für eine Person:

100 g Milchreis
100 ml Kokosmilch
400 ml Mandelmilch
1 TL Kokosblütenzucker
1 Prise Salz
etwas Milchreisgewürz

Zubereitung:

1. Die Kokosmilch zusammen mit der Mandelmilch zum Kochen bringen.
2. Den Reis hineingeben und bei niedriger Temperatur köcheln lassen.
3. Mit einer Prise Salz und Kokosblütenzucker abschmecken.
4. Den Milchreis dabei immer wieder umrühren.
5. Wenn die Flüssigkeit fast komplett verkocht und aufgesogen ist, mit ein wenig Milchreisgewürz abschmecken.
6. Alles in eine Box füllen und ohne Deckel abkühlen lassen.
7. Erst dann kaltstellen.
8. Der Milchreis hält sich einige Tage und schmeckt sowohl kalt als auch erneut aufgewärmt.

Himbeerjoghurt mit Knuspertopping

Dieses Dessert bietet die perfekte Mischung aus frischem Geschmack und Knuspergenuss.

Zutaten für eine Person:

125 g Joghurt
100 g Himbeeren
1 EL Honig
80 g gehackte Mandeln
1 TL Zitronensaft
1 EL Amaranth-Pops

Zubereitung:

1. Die Himbeeren in einem Mixer pürieren.
2. Den Zitronensaft unterrühren.
3. Den Joghurt mit den Mandeln und dem Honig vermischen.
4. Eine Schicht Himbeeren in ein Meal Prep Glas füllen.
5. Etwas Joghurt darauf schichten.
6. Die Zutaten nun abwechselnd schichten bis alle verbraucht sind.
7. Die Amaranth-Pops getrennt aufbewahren und erst zur Mahlzeit als Topping daraufgeben.

Rhabarber-Beeren-Dessert im Glas

Ein super leckeres Dessert, das in der warmen Jahreszeit frisch und leicht schmeckt.

Zutaten für eine Person:

50 g Rhabarber

40 g gemischte Beeren

20 g Zucker

10 ml Apfelsaft

2 EL Vanillepudding

40 ml Sahne

40 g Magerquark

20 g Mangelgebäck

15 ml Portwein

Zubereitung:

1. Den Rhabarber waschen und in feine Würfel schneiden.
2. Den Zucker, den Apfelsaft und den Rhabarber in einer Pfanne für rund 8 Minuten dünsten.
3. Die Beeren unterrühren und alles bei Seite stellen.
4. Die Sahne mit einem Mixer steif schlagen.
5. Den Quark mit dem Vanillepudding verrühren.
6. Die Sahne unter die Quarkmischung heben.
7. Die Gebäckstücke in ein Meal Prep Glas füllen und mit dem Wein beträufeln.
8. die Fruchtmischung daraufgeben und darüber die Vanillecreme schichten.
9. Das Dessert kaltstellen und vor dem Verzehr ein wenig bei Zimmertemperatur aufbewahren.

Fazit

Wie Du siehst, kannst Du Dich mit Meal Prep nicht nur auf jede Mahlzeit vorbereiten, sondern Dich auch super abwechslungsreich und gesund ernähren. Mit Meal Prep nutzt Du eine Menge Vorteile und beschäftigst dich fast automatisch mehr mit Deiner Ernährung. Meal Prep eignet sich außerdem für fast jede Ernährungsform, denn es gibt beispielsweise für Vegetarier als auch für Verfechter der Low Carb Ernährung jede Menge Rezepte zum Ausprobieren.

Es kann ratsam sein, den Einkaufszettel in digitaler Form, beispielsweise mit Hilfe einer App, zu schreiben. Gerade am Anfang könnte es für Dich eine Herausforderung sein, mit nur einem Einkauf pro Woche auszukommen. Wer aber erst einmal das Konzept von „Essen to go" verinnerlicht hat, der profitiert von einem enormen Mehrwert!

Also starte noch heute und nutze für Deinen Probelauf doch einfach unsere Rezepte. Du wirst sehen, was Meal Prep alles kann.

Probiere es einfach aus!

Impressum

1. Auflage 2019
 Kontakt und Lektorat: Gourmet Freunde, Herausgeber: Benjamin Hilberer, Wattkopfstraße 54, 76189 Karlsruhe, Covergestaltung: oliviaprodesign/fiverr.com, Coverfoto: https://de.depositphotos.com/search/meal-prep-st300.html?qview=202112316
Frühstück: https://pixabay.com/de/fr%C3%BChst%C3%BCck-orange-granatapfel-keks-1804450/
Fingerfood: https://pixabay.com/de/lunch-box-picknick-sandwich-200762/
Kalter Lunch: https://pixabay.com/de/lunch-box-reis-bob-restaurants-1176449/
Salat: https://pixabay.com/de/essen-zum-mitnehmen-salat-1625652/
Dessert: https://pixabay.com/de/nougat-mousse-schokomousse-3078581/

Printed in Poland
by Amazon Fulfillment
Poland Sp. z o.o., Wrocław

73020850R00043